Te $\frac{122}{12}$

DES RAPPORTS

QUI EXISTENT ENTRE L'ATTITUDE DU FOETUS,
LA CONFIGURATION DU BASSIN ET LE MÉCANISME
DE L'ACCOUCHEMENT.

Extrait des leçons faites au Cours d'accouchements de l'École préparatoire de Médecine et de Pharmacie de Tours,

PAR LE DOCTEUR CROZAT,

Chevalier de la Légion d'honneur, professeur d'accouchements.

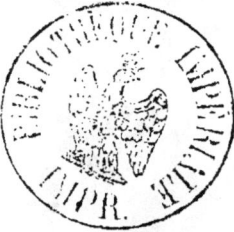

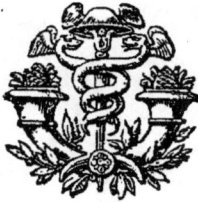

TOURS,

IMPRIMERIE LADEVÈZE,

1859.

DES RAPPORTS

QUI EXISTENT ENTRE L'ATTITUDE DU FŒTUS,
LA CONFIGURATION DU BASSIN ET LE MÉCANISME
DE L'ACCOUCHEMENT.

—

Extrait des leçons faites au Cours d'accouchement de l'École préparatoire de Médecine et de Pharmacie de Tours,

Par le docteur CROZAT, professeur de ce Cours.

———

Avant d'exposer les rapports qui lient entre elles l'attitude du fœtus et la configuration du bassin, et ceux qui unissent intimement ces dernières au mécanisme de l'accouchement, nous avons pensé que nous serions mieux compris dans la suite, si nous donnions d'abord quelques généralités sur ce mécanisme.

Considéré d'une manière générale, quelle que soit d'ailleurs la partie du fœtus qui évolue dans l'excavation pelvienne pour s'en dégager, le mécanisme de l'accouchement comprend *trois temps principaux*, tous indépendants des *mouvements partiels* que le fœtus doit exécuter pendant leur durée.

Le *premier* de ces temps est celui de *descente*, pendant lequel la partie qui s'est présentée au détroit abdominal gagne, de ce détroit, le plancher du bassin.

Le *second* est le temps de *rotation*, celui dans l'intervalle duquel la position du diamètre de la partie du fœtus qui s'est engagée dans la cavité pelvienne, de transversale ou d'oblique qu'elle était d'abord, devient antéro-postérieure.

Nous nommons temps de *conversion* le *troisième*, par cette raison que, pendant sa durée, le diamètre, qui est devenu antéro-postérieur dans le temps précédent, parcourt en arrière, dans la nouvelle position qu'il a prise, un arc de cercle très-étendu, formé par la plus grande partie de la face concave du sacrum, par le coccyx et tout le périnée, tandis que son extrémité opposée pivote autour d'un très-petit arc que représente la partie inférieure de la symphyse pubienne; le mouvement se faisant d'arrière en avant.

Avec les auteurs nous admettons encore un *quatrième temps*, mais bien moins important, et qui a lieu en dehors de la vulve. On l'appelle temps de *restitution* ou de *rotation extérieure*, parce que le diamètre, déplacé au second temps, reprend dans celui-ci la direction qu'il affectait primitivement. Ce temps de *rotation extérieure*, ou mieux de *restitution par rotation*, ne doit pas être confondu avec le déplacement de l'extrémité céphalique qui est la conséquence de la rotation des épaules. Le temps de restitution par rotation (rotation qui se fait en sens inverse de celle du second temps) est très-court et suit immédiatement la sortie de la tête qui reprend, sans avoir besoin d'être aidée dans ce mouvement par les douleurs, sa direction primitive. Au contraire, pour le déplacement qui est la conséquence de la rotation des épaules, les contractions utérines sont toujours indispensables. Jamais, en effet, il n'a lieu sans elles, et si, quelquefois, on a pu ne pas le distinguer du temps de restitution, c'est que, aussitôt après le dégagement de la tête, les douleurs continuant, sans intervalle appréciable, d'agir sur le fœtus pour en achever l'expulsion, la rotation des épaules suit de si près ce temps qu'on peut aisément confondre avec lui le changement qu'elle entraîne alors dans la position de l'extrémité céphalique.

Nous avons dit en commençant que l'on retrouvait dans tous les cas d'évolution les trois principaux temps dont nous venons de parler, qu'il y avait pour la tête, les épaules et le siége descente d'abord, rotation ensuite et conversion (1). Nous ajoutons que ces temps étaient,

(1) Cette règle générale comporte néanmoins quelques exceptions dues presque toujours, comme nous allons le voir, au défaut de résistance. Elles sont rares quand c'est la tête qui évolue dans le petit bassin, surtout lorsque ses dimensions ont des rapports à très-peu près exacts avec celles de l'excavation pelvienne. Ce n'est, en effet, que dans les cas d'un grand développement du petit bassin ou d'une petitesse relative du fœtus, que l'on voit l'évolution s'accomplir sans y observer les trois temps principaux que nous avons signalés. Dans ces circonstances exceptionnelles, la tête descend et arrive, quelquefois sans passer par le temps de rotation, ou plus souvent, s'il est commencé déjà, avant qu'il soit complétement terminé, à celui de conversion; celle-ci, à cause de la petitesse du fœtus ou des grandes dimensions de l'excavation pelvienne, n'exigeant pas les conditions qui sont indispensables quand leurs dimensions réciproques sont très-sensiblement égales.

Les exceptions sont plus fréquentes dans l'évolution des épaules, quand elles se dégagent à la suite de la tête. Après l'expulsion de cette dernière, elles gagnent promptement le plancher du bassin où la rotation ne tarde pas à se faire; mais alors, dans les cas d'un fœtus volumineux ou d'un bassin relativement petit, la conversion, que rend très-pénible l'absence de mouvements étendus dans le sens où elle doit se faire, est remplacée par une *rotation secondaire* qui porte en arrière, de droite à gauche ou de gauche à droite, l'épaule antérieure, tandis que l'épaule postérieure, par un mouvement contraire, est portée en avant. Pendant ce déplacement considérable des épaules en sens opposé l'une de l'autre, le travail d'expulsion se continue; il arrive alors qu'elles gagnent, en tournant en spirale, l'antérieure la courbure sacro-périnéale, la postérieure la symphyse pubienne qu'elle dépasse ainsi en suivant le mouvement d'impulsion qui pousse le fœtus en dehors de la vulve.

Il n'existe rien de semblable pour l'extrémité pelvienne; les trois temps dans tous les cas, indépendants des mouvements partiels et très-variés que le fœtus doit exécuter pendant leur durée.

Pour appuyer sur des exemples l'exactitude de cette proposition, nous ferons observer que, pour les présentations de l'extrémité céphalique, il y a mouvement de flexion dans le temps de descente quand le sommet se présente, mouvement d'extension au contraire quand c'est la face. Dans ces mêmes positions, si nous comparons entre eux les temps de conversion, nous voyons que, dans les positions du sommet, la tête s'étend, tandis qu'elle se fléchit dans celles de la face.

Ainsi dans les cas que nous venons de citer, le temps, descente ou conversion, reste le même pour le sommet comme pour la face; mais les mouvements de la tête sont variables, et souvent, comme on a pu en faire la remarque, diamétralement opposés dans le même temps. Par conséquent, les temps et les mouvements, quand il

ont toujours lieu, à moins d'une grande petitesse du fœtus ou de dimensions très-considérables du petit bassin.

On peut trouver dans cette dernière remarque l'explication du dégagement si pénible, dans la grande majorité des cas, de l'extrémité pelvienne; la conversion ne pouvant être ici remplacée, ni, par conséquent, l'expulsion facilitée, comme dans l'évolution des épaules, par une rotation secondaire.

L'influence que nous attribuons à la résistance sur les phénomènes mécaniques de l'accouchement et le rôle que nous lui ferons jouer plus tard ont été signalés par M. Paul Dubois. Parmi les accoucheurs, en petit nombre, qui ont cherché à expliquer la cause du temps de rotation dans les cas de présentations frontales antérieures, cet illustre professeur est le seul, que nous sachions, dont l'opinion soit conforme à la nôtre. Pour nous, bien avant de connaître ses explications que M. Cazeaux trouve insuffisantes, sans doute parce qu'elles sont trop sommaires, nous avons, dans notre cours, indiqué comme cause des substitutions en général, d'une part l'antagonisme, de l'autre la conformité des rapports de la configuration du bassin avec l'attitude du fœtus.

s'agit du mécanisme de l'accouchement, doivent être soigneusement distingués les uns des autres. Le mécanisme d'expulsion est identique pour toutes les parties volumineuses du fœtus qui traversent successivement la filière du petit bassin ; mais les mouvements diffèrent suivant la partie qui se présente et les rapports de ses diamètres avec les détroits et l'excavation pelvienne.

Ceci posé, considérons le petit bassin sous le rapport de ses dimensions et de sa configuration normales ; et, d'abord, commençons par l'examen de ses dimensions en largeur. En comparant les diamètres entre eux, on remarquera : 1° que les diamètres transversaux décroissent du détroit supérieur au détroit inférieur, en sorte que le diamètre transversal, qui mesure au détroit supérieur quatorze centimètres, n'en compte plus que treize dans l'excavation et onze au plus au détroit périnéal ; 2° que les diamètres antéro-postérieurs, perpendiculaires à ceux-ci, augmentent dans le même sens et dans une proportion égale ; car si le diamètre coccypubien du détroit inférieur n'a, dans la situation régulière du coccyx, que onze centimètres (autant seulement que le diamètre sacro-pubien du détroit abdominal, et moins que le même diamètre de l'excavation), on sait que la grande mobilité de cette pièce osseuse lui permet d'atteindre facilement une étendue maximum de quatorze centimètres.

Ces deux remarques établissent clairement la nécessité du temps de rotation ; et ce qui se passe dans les présentations de l'extrémité céphalique, surtout quand il s'agit des positions du sommet, s'explique très-simplement. Ainsi, presque toujours, au début du travail, le diamètre-occipito-frontal est en rapport avec le diamètre bis-iliaque, le plus grand du détroit abdominal, ou bien

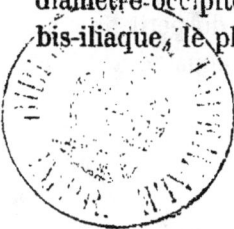

avec l'un des diamètres obliques, qui ont le plus d'étendue après le diamètre transverse, tandis qu'au terme de l'accouchement on le trouve constamment placé dans une direction opposée, celle du diamètre coccy-pubien, le seul du détroit inférieur qui puisse atteindre au moins treize centimètres.

Après cette explication si naturelle de la cause déterminante du temps de rotation fournie par l'examen des dimensions en largeur du petit bassin, celle du temps de conversion ressortira non moins évidemment de la considération de ses hauteurs, si inégales, surtout quand on les compare en avant et en arrière.

En effet, cette excavation, qui n'a que quatre centimètres en avant, compte, en arrière, onze centimètres si on la mesure en suivant une ligne sous-tendue de l'angle sacro-vertébral à la pointe du coccyx, et douze centimètres et demi si l'on suit la courbure des os; encore faut-il ajouter à cette étendue celle du périnée tout entier.

Tout à l'heure, nous voyions le plus grand diamètre de la partie du fœtus qui se présente au détroit abdominal s'y engager transversalement dans le sens de sa plus grande largeur, puis descendre ainsi, ou en obliquant un peu, jusqu'au plancher du bassin, et là, par suite de la diminution successive des diamètres transverses, être forcée de gagner par la rotation le diamètre coccy-pubien ou antéro-postérieur du détroit périnéal. Maintenant, nous pouvons comprendre pourquoi, arrivée à ce point de son expulsion, elle converse. C'est qu'elle doit, dans cette dernière phase de son évolution, à cause de la grande différence en hauteur des parois postérieure et antérieure de la cavité du petit bassin, parcourir en arrière un arc de cercle considérable, et seulement tourner comme sur un pivot, en avant, autour de la partie inférieure de la symphyse des pubis.

Les causes déterminantes de ces deux temps, les plus remarquables du mécanisme de l'accouchement, sont donc évidentes. L'un, le temps de rotation, est dû à des différences dans la longueur des diamètres du petit bassin; l'autre, le temps de conversion, est déterminé par des inégalités dans la hauteur de ses parois.

Mais une autre influence se fait encore visiblement sentir dans ces deux temps, et, comme nous le verrons plus tard, son action est toute puissante. Dans beaucoup de cas, on peut observer que la rotation n'a pas lieu par le chemin le plus court; dans les présentations de la tête, par exemple, on voit bien souvent l'extrémité frontale du diamètre occipito-frontal dans les positions du sommet, fronto-mentonnier dans celles de la face, alors même qu'elle est antérieure ou fronto-cotyloïdienne, gagner, malgré la distance qui l'en sépare, la face concave du sacrum et la conversion qui, sans cela, aurait été sinon impossible, du moins fort difficile, se faire dans cette nouvelle position de la tête avec la plus grande facilité. Où réside la cause de ce fait si remarquable d'évolution ? Examinons pour la trouver les rapports qui lient entre elles *l'attitude du fœtus* et *la configuration du bassin*; et voyons d'abord quelles sont, dans l'état normal, cette attitude et cette configuration.

Attitude du fœtus. — Dans son attitude naturelle, le fœtus, renfermé dans l'intérieur de ses annexes, est recourbé sur lui-même; la tête est ordinairement inclinée sur la partie supérieure du sternum; les jambes sont fortement fléchies sur les cuisses qui le sont elles-mêmes sur la partie antérieure de l'abdomen. Les genoux sont écartés, les plantes des pieds, ceux-ci étant légèrement fléchis sur les jambes, sont rapprochées l'une de l'autre. Les talons sont appliqués sur les fesses ; les bras sont maintenus sur les côtés de la poitrine, et les avant-bras sont fléchis sur eux. Dans cette position, la tête est placée entre les mains fermées et rapprochées de la face.

Ainsi replié sur lui-même, le fœtus présente un tout de forme à peu près ovoïde, offrant, par suite de la flexion de l'extrémité céphalique qui entraîne celle de la masse entière, une concavité marquée sur son plan antérieur avec une convexité sensible sur le plan opposé. Dans cette disposition respective des parties constituantes du fœtus, on voit, le plus souvent, l'extrémité céphalique porter sur le col, tandis que l'extrémité pelvienne est placée au fond de l'utérus.

Configuration de la cavité du petit bassin. — Deux coupes du bassin sont nécessaires quand on veut se faire une juste idée de la configuration de la cavité du petit bassin. La première, qui doit être faite dans le sens des diamètres antéro-postérieurs, le divise en deux moitiés semblables et symétriques, l'une droite, l'autre gauche ; la seconde, qui doit suivre la direction des diamètres transverses, le partage en deux parties inégales, l'une postérieure plus grande, l'autre antérieure plus petite. Dans les deux moitiés de la première coupe, l'excavation est vue de profil, suivant le plan de cette coupe : en arrière, le relief de l'angle sacro-vertébral ; au-dessous de lui, la courbe sacro-coccygicienne, sa direction et son étendue ; en avant, la hauteur de la symphyse des pubis, et, devant soi, les contours antérieurs du détroit abdominal et de la cavité pelvienne y sont nettement dessinés. Les deux parties inégales, résultat de la seconde coupe, montrent de face les objets, quand on les examine dans le plan de la section. On y voit de remarquable : 1º à la face antérieure de la partie postérieure, l'angle sacro-vertébral, en haut, proéminent et bien détaché entre les deux échancrures sacro-iliaques et au-dessus de la surface sacro-coccygienne, celle-ci concave et augmentée sur les côtés par les insertions des ligaments sacro-sciatiques ; 2º à la face postérieure de l'autre partie, une ligne sensiblement courbe, c'est le pourtour antérieur du détroit abdominal auquel vient se raccorder tout le reste de la paroi postérieure de cette portion, au centre de laquelle on distingue encore la saillie du ligament inter-pubien, et, au-dessous de la symphyse, l'arcade pubienne dont les branches ischio-pubiennes fortement déjetées en dehors et concaves à leur face postérieure paraissent le prolongement naturel.

Sans répéter ici ce que nous avons dit précédemment des dimensions du petit bassin, voici quels sont, en résumé, ses traits les plus saillants. En arrière et en haut, un angle, le promontoire, dominant trois grandes dépressions ; deux, les échancrures sacro-iliaques, à sa droite et à sa gauche, une au-dessous de lui, la courbe sacro-coccygienne commençant et se prolongeant dans l'axe du détroit supérieur. En avant, la forme curviligne de la partie antérieure de ce détroit, forme bien plus accusée chez la femme, les branches du pubis étant chez elles plus longues et moins horizontales que chez l'homme. De cette disposition anatomique de la portion pubienne de l'os coxal, provient la saillie antérieure de la symphise des pubis et l'écartement plus considérable des branches ischio-pubiennes, écartement qui détermine lui-même l'ouverture plus grande et la forme plus arrondie de l'arcade pubienne.

Jusqu'ici, on n'a guère considéré l'attitude du fœtus qu'au point de vue de la cause qui, dans la grande majorité des cas, détermine la position déclive de la tête. A un autre point de vue plus pratique et plus important quand il s'agit du mécanisme de l'accouchement, nous tâcherons, en la comparant à la configuration du petit bassin, de faire voir les rapports qui existent entre elles, et de montrer quelle influence décisive l'attitude normale du fœtus et la bonne configuration du petit bassin exercent sur la marche régulière et l'heureuse terminaison de l'accouchement.

C'est là, en effet, que nous trouverons la véritable cause des changements remarquables qui, dans un si grand nombre de cas, ramènent à une position favorable celle dont la persistance indéfinie pouvait entraîner les plus graves embarras.

Pour fournir une preuve de l'action combinée de l'attitude du fœtus et de la configuration du bassin sur le mécanisme de l'accouchement, nous citerons, parmi les cas où cette action ne peut être mise en doute, celui d'une des positions fronto-cotyloïdiennes avec flexion (position du sommet) dans lequel le front est placé à gauche (1).

(1) Dans la classification des accouchements que nous avons adoptée, le premier ordre (accouchements naturellement spontanés) de la première classe, dans laquelle rentrent les accouchements qui se terminent spontanément, et, par conséquent, tous ceux qui sont possibles, est composé de deux genres; le premier affecté aux présentations de l'extrémité céphalique, le second à celles de l'extrémité pelvienne. Chacun de ces deux genres se subdivise en espèces et en variétés servant à désigner les positions relatives de la partie qui se présente avec certains points de repère du détroit abdominal.

Les deux positions fronto-cotyloïdiennes gauches que nous avons prises pour exemple, sont deux variétés du premier genre (présentations de l'extrémité céphalique); la première est la troisième variété de la première espèce

Si l'on suit, dans ce cas, avec attention la marche du travail, quand son issue doit être heureuse, on remarque que le front gagne, ou successivement, pendant le temps de descente, par la flexion graduelle de la tête, ou tout à coup, si cette flexion ne se fait qu'au dernier moment (à la fin du temps de descente), malgré la distance qui l'en sépare, la courbure du sacrum ; qu'alors la rotation, au lieu de s'accomplir par le chemin le plus court, le front arrivant à l'arcade pubienne de gauche à droite, se fait, au contraire, par le plus long, le front parcourant tout l'espace compris entre le sacrum et le point qui correspond à la cavité cotyloïde : toutes les conditions de l'accouchement naturel se trouvant ainsi spontanément rétablies.

Ne voit-on pas clairement ici l'action toute-puissante de l'attitude normale du fœtus se combinant avec la bonne conformation du bassin ? Pelotonné sur lui-même, présentant dans cette attitude normale une concavité antérieure prononcée et à son plan dorsal une convexité sensible, le fœtus se trouve, dans la position qui nous occupe, en rapport par sa partie convexe (le dos) avec l'échancrure sacro-iliaque droite, pendant que le front et tout le plan antérieur concave sont tournés en avant et à gauche. En supposant que, dans ces conditions d'attitude et de rapports du fœtus, la rotation tente de se

(extrémité céphalique avec flexion, position du sommet) ; la deuxième appartient à la seconde espèce (extrémité céphalique avec extension, position de la face), dont elle est aussi la troisième variété.

Ainsi, nous admettons pour l'extrémité céphalique quatre variétés ou positions du même nom pour le sommet comme pour la face, dites : la première fronto-sacro-iliaque droite ; la seconde, fronto-sacro-iliaque gauche ; la troisième, fronto-cotyloïdienne gauche, et la quatrième, fronto-cotyloïdienne droite ; mais se rapportant les unes, par la flexion, au sommet, ies autres, par l'extension, à la face.

faire en amenant le front sous l'arcade pubienne, quelle résistance énergique l'angle sacro-vertébral, s'il n'existe aucun vice de conformation dans le petit bassin, ne doit-il pas opposer à ce mouvement?

Les contractions utérines poussent le dos sur la pente du promontoire dont elles s'efforcent de lui faire atteindre le sommet, mais cessent-elles d'agir, il glisse sur cette pente qu'il n'a pu franchir et retombe à sa position première. Ainsi poussé par les douleurs et toujours repoussé par le même obstacle, le dos finit par prendre une direction opposée et par gagner, en suivant d'arrière en avant les contours de l'excavation, la concavité que présente à sa paroi postérieure la moitié antérieure de la seconde coupe que nous avons décrite en détail. Emporté par ce mouvement, le front lui-même arrive dans la courbure du sacrum, et la concavité du plan abdominal se met aussitôt en rapport avec la saillie qui, tout à l'heure, opposait une si vive résistance au plan dorsal.

Si l'on pouvait encore, après ce que nous venons de dire, mettre en doute la double influence de l'attitude du fœtus et de la configuration du petit bassin sur le mécanisme de l'accouchement, on verrait toute incertitude à cet égard se dissiper en observant ce qui a lieu dans la position fronto-cotyloïdienne gauche avec extension (position de la face).

Ici l'attitude du fœtus est changée; la tête étant renversée en arrière, c'est sur le dos que l'on trouve un angle rentrant. La convexité a passé d'arrière en avant, et se fait surtout sentir aux régions sternale supérieure et prétrachélienne. Dans cette autre position du tronc et dans ces nouvelles conditions de l'attitude fœtale, qu'observe-t-on en suivant le travail? que le plan abdominal convexe , quoique placé dans l'échancrure sacro-iliaque droite, passera d'autant moins facilement derrière l'angle sacro-vertébral que l'extension de la tète deviendra plus marquée. Comme dans le cas précédent, le même obstacle repoussera en avant la région prétrachélienne bombée et ramènera en arrière le dos et son angle rentrant , celui-ci s'engageant derrière le promontoire aussi aisément qu'il avait été difficile à la région opposée de s'y maintenir.

Ainsi, dans ces deux cas , le même antagonisme entre une surface convexe et l'angle sacro-vertébral, au contraire l'heureux accord d'une partie concave avec ce même angle saillant , et les rapports si convenables des régions dorsale ou prétrachélienne bombées avec la courbure antérieure de l'excavation , surtout dans le voisinage du détroit supérieur, amènent et expliquent la transformation spontanée de ces deux positions vicieuses.

Telle nous paraît être la véritable cause des substitutions ; à notre avis, c'est elle qui les détermine toutes, même celles des positions de l'extrémité pelvienne. En effet, dans ce cas , l'attitude du fœtus étant normale et le bassin bien conformé, la région dorsale luttera toujours contre l'angle sacro-vertébral et tendra à glisser sur la pente que lui présente l'échancrure sacro-iliaque qui correspond à sa position.

Au reste cette cause, dont l'action peut s'expliquer avec tant de simplicité, en s'appliquant à tous les cas de substitution , prendrait le caractère d'une loi générale qui les réglerait toutes. Alors aussi l'attitude du fœtus dans une foule de cas de dystocie jouerait un rôle important ; ses irrégularités ou ses vices pourraient, plus souvent peut-être que les vices de conformation du bassin ou au moins aussi fréquemment qu'eux, apporter dans le travail de l'accouchement les plus sérieux obstacles.

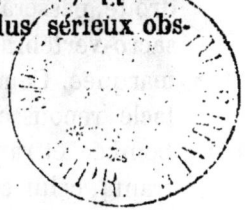

———

Tours, imp. LADEVÈZE.